ANALOGIES

ENTRE LES

DÉGÉNÉRESCENCES

INTELLECTUELLES, PHYSIQUES ET MORALES

DES HABITANTS DES CONTRÉES PALUDÉENNES ET CELLES
DES HABITANTS DES PAYS GOITRIGÈNES.

Par le Dr MOREL

Médecin en chef de l'Asile des aliénés de Saint-Yon (Rouen),
Membre de la commission du goître et du crétinisme.

> L'étude de ces analogies tend à démontrer qu'un principe morbifique d'une nature indéterminée, dépendant de la constitution du sol et du sous-sol, ainsi que des conditions viciées de l'atmosphère, et qui me paraît avoir beaucoup d'analogie avec le miasme paludéen, est également la cause de cette dégradation de l'homme qui se signale, chez les individus primitivement atteints, par le *goître* ou par la *cachexie goîtreuse*, et ultérieurement, dans leur descendance, par le *crétinisme*.
> (MOREL.)

PARIS

P. ASSELIN, SUCCESSEUR DE BECHET Jne ET LABÉ,

LIBRAIRE DE LA FACULTÉ DE MÉDECINE,

place de l'École-de-Médecine

—

1868

A. PARENT, imprimeur de la Faculté de Médecine, rue M.-le-Prince, 31.

CONSIDÉRATIONS PRÉLIMINAIRES

---

§

Je n'ai pas la prétention de croire que cette nouvelle étude
sur les analogies qui existent entre les dégénérescences des
contrées goîtrigènes et les dégénérescences des individus qui
vivent dans les régions paludéennes soit le dernier mot du
problème médico-social qui se propose de rechercher les
origines du goître et du crétinisme.

Ce problème est en effet d'une complexité telle que celui qui
voudrait l'étudier avec toutes les questions secondaires qui s'y
rattachent devrait, en dehors de ses connaissances en médecine et en anthropologie morbide, faire un appel sérieux aux
différentes branches de l'histoire naturelle, à la géologie, à
la météorologie aussi bien qu'à la physique et à la chimie. Je
n'exagère rien, en ce sens que si l'on voulait contrôler avec
une certaine exactitude toutes les théories qui ont été émises
sur l'étiologie et la pathogénie du crétinisme, il importerait
d'avoir de toutes ces sciences une notion suffisante.

Mais si les aspirations de la science, qui a pour objet l'étude
de l'homme malade et dégénéré sont immenses, indéfinies,
si celle-ci ne s'arrête jamais dans son évolution, il n'en est pas
de même quand nous considérons le rôle dévolu au savant
isolé dont la vie est si courte, dont les connaissances sont si
limitées, et dont l'action est si restreinte quand il s'agit d'in-
voquer en faveur de son idée le concours de ceux qui tien-
nent entre leurs mains les destinées des nations.

Si grands que soient son zèle et son dévouement il arrive
une époque où l'homme, qui a consacré sa vie à la recherche

de la vérité, est obligé de se recueillir et de résumer son expérience ainsi que ses connaissances pratiques dans une théorie qui soit, sinon l'expression définitive, absolue et irrévocable de ce qui existe, au moins le point de départ de nouvelles études, pour les générations qui suivent.

Je suis arrivé, en ce qui concerne mon humble personnalité, à la période où ce travail théorique me semble nécessaire. On en jugera par le résumé des travaux que j'ai publiés depuis plus de vingt ans et dont la simple nomenclature indique suffisamment les transformations qui se sont produites dans mon esprit.

§

(*a*) En 1845, je parcourais l'Allemagne et la Suisse avec l'intention d'étudier le goître et le crétinisme dans les vallées des Alpes, lieu de prédilection de ces endémies (*Lettres* à M. le D*ʳ* Ferrus, *Annales médico-psychologiques*, tome III).

(*b*) De 1849 à 1852, j'eus l'occasion d'observer ces mêmes affections sur un autre terrain que celui des vallées profondes des Alpes. Je les étudiai avec soin dans les montagnes des Vosges et dans le département de la Meurthe : (*Mémoire sur les causes du goître et du crétinisme endémiques à Rosières-aux-Salines, lu au Congrès scientifique de Nancy* (1852). J'acceptais alors de confiance la théorie de certaines eaux potables comme cause du goître, théorie patronée par les savants et généralement admise par le vulgaire.

(*c*) En 1855, *mes lettres* à Mgr Billiet, archevêque de Chambéry, publiées sous le titre *De l'Influence de la constitution géologique du sol sur la production du goître et du crétinisme*, indiquent une nouvelle évolution dans ma manière de considérer l'origine de ces endémies.

J'avais fait de trop nombreuses expériences pour donner

artificiellement le goître aux animaux, j'avais recueilli trop
d'observations pour ne pas être amené à la conviction que ce
n'est pas dans la nature spéciale des eaux qu'il faut rechercher
la cause du goître et du crétinisme, mais bien dans l'existence
d'une espèce d'*agent toxique* d'une sorte *de malaria*, qui, en
altérant la constitution des individus, prépare un héritage
funeste à leurs descendants (*dégénérescences et infirmités diverses; crétinisme*).

§

(*d*) J'ai soutenu cette théorie dans mon *Traité des dégénérescences*. Je l'ai reprise dans un travail intitulé : *De la Formation du type dans les variétés dégénérées*. Je lui ai donné une
nouvelle consécration dans un ouvrage que je livre à l'ap-
préciation de l'Institut, et qui a pour titre : *Du Goître et du
Crétinisme ; Etiologie, prophylaxie, traitement, avec un pro-
gramme médico-administratif*.

(*e*) Enfin, mon dernier travail : *Analogies entre les dégénérescences intellectuelles, physiques et morales des habitants des
contrées paludéennes et celles des habitants des pays goîtrigènes*
est la dernière expression de l'idée théorique dans laquelle
j'ai résumé tous mes travaux antérieurs sur les causes du
goître et du crétinisme, et sur les moyens de débarrasser
l'humanité de pareils fléaux.

MOREL,
Médecin en chef de l'Asile des aliénés à Saint-Yon (Rouen).

ANALOGIES

ENTRE LES

DÉGÉNÉRESCENCES INTELLECTUELLES

PHYSIQUES ET MORALES

DES HABITANTS DES CONTRÉES PALUDÉENNES ET CELLES
DES HABITANTS DES PAYS GOITRIGÈNES.

L'étude des analogies dont je vais m'occuper tend à démontrer qu'un principe morbifique d'une nature indéterminée, dépendant de la constitution du sol et du sous-sol ainsi que des conditions viciées de l'atmosphère, et qui me paraît avoir beaucoup de rapport avec le miasme paludéen, est également la cause de cette dégradation de l'homme qui se signale, chez les individus atteints, par le goître ou par la cachexie goîtreuse, et ultérieurement, dans leur descendance, par le crétinisme.

Pour bien saisir ces analogies, il convient de mettre en regard l'état intellectuel, physique et moral des habitants des pays goîtrigènes et l'état intellectuel, physique et moral des habitants des régions paludéennes. On arrivera ainsi á constituer la communauté d'origine de ces tristes endémies et à fonder leur traitement sur une base qui satisfasse également la raison et la science.

C'est là ce que je vais essayer de faire dans les aperçus qui suivent.

I. Les conséquences fatales de la constitution marécageuse du sol sont les mêmes, soit que l'on étudie l'influence de l'endémie sur les organisations humaines dans la Sologne et dans le Forez, dans l'ancien pays des Dombes, dans les marais Pontins où dans les marais salants; enfin dans les diverses régions paludéennes du globe.

Dans tous ces pays, l'état physiologique et mental des individus victimes de l'intoxication paludéenne est en rapport avec l'intensité du mal et se traduit par les mêmes troubles, par les mêmes désordres dans les fonctions : PRÉDOMINANCE DU TEMPÉRA- MENT LYMPHATIQUE, CIRCULATION LANGUISSANTE, DÉVELOPPEMENT ABDOMINAL ANORMAL A LA SUITE DE L'ENGORGEMENT DU FOIE, DE LA RATE ET DES AUTRES GLANDES VISCÉRALES ; ESTOMAC DISTENDU PAR LA QUANTITÉ ÉNORME DES ALIMENTS INDIGESTES ET DES LIQUIDES INGÉRÉS, RABOUGRISSEMENT DE LA TAILLE, SQUELETTE RECONNAISSABLE A LA GROSSEUR DES EXTRÉMITÉS SPONGIEUSES, POITRINE RÉTRÉCIE, RESPIRA- TION INCOMPLÈTE, PEAU BLAFARDE, VISAGE SILLONNÉ DE RIDES, CARIE DES DENTS QUI TOMBENT AVANT QUE L'INDIVIDU AIT ATTEINT L'AGE ADULTE, ABSENCE DE FORCES PAR SUITE DE L'ÉTAT D'ANÉMIE DE L'ORGA- NISME, VIEILLESSE COMMENÇANT A 40 OU 50 ANS, DÉCRÉPITUDE INAU- GURÉE A 60 ANS.

Quant au moral, naturel timide et défiant, facultés intellec- tuelles aussi peu actives que les facultés physiques, intelligence comme engourdie et plongée dans un demi-sommeil (Burdel, *Recherches sur les fièvres paludéennes*).

Ces caractères sont parfois tellement accentués que M. le docteur Burdel, auquel j'emprunte le résumé des phénomènes patholo- giques précités, n'hésite pas à donner le nom de *semi-crétins* à ces nombreux fébricitants chroniques de la Sologne dont l'intel- ligence, dit-il, est obscure, lourde, paresseuse, et dont «les traits hébétés révèlent plutôt la brute que l'homme.»

C'est des mêmes êtres dégénérés de la Bresse et du Forez que Montfalcon a dit : «L'apathie, la mélancolie, une sorte d'i- diotisme, telle est l'expression ordinaire de leur visage, rarement modifié par la passion.»

II. L'endémie goître-crétineuse revêt également les mêmes ca- ractères toujours en rapport, à quelques variations près, avec l'intensité des causes primitives et secondaires, selon qu'on l'é- tudie dans les Alpes ou dans les Pyrénées, dans le Jura ou dans les Vosges, dans les Cordillières ou dans les montagnes du Thi- bet, sur les bords alluvionnaires du Rhône, de l'Isère, de la Meurthe ou sur ceux du Neckar, du Rhin, du Danube ou des autres grands fleuves du globe.

«Il y a eu France, dit M. Grange, dans son rapport au mi-

nistre, plus de 450,000 goitreux et 50,000 crétins, et plus de
3 millions en Europe. » C'est assez dire que ce sujet a mérité
à plusieurs reprises, comme il le mérite encore aujourd'hui, de
fixer toute l'attention des médecins, de même qu'il a éveillé
toute la sollicitude du gouvernement qui a nommé une commission spéciale pour lui indiquer les moyens de combattre la
plus hideuse des endémies qui puissent affliger l'espèce humaine.

M. Ferrus, de regrettable mémoire, et dont les travaux sur le
goître et le crétinisme ont suscité de si importantes discussions
au sein de l'Académie de médecine, avait été très-frappé des
analogies que je lui avais signalées dès 1852 entre les dégénérescences des habitants des contrées paludéennes et celles des
habitants des pays goîtrigènes. Il m'avait fortement encouragé à
continuer ces études, pour lesquelles il entrevoyait un avenir
important, surtout au point de vue de l'hygiène, du traitement
et de la prophylaxie. Je ne crois pas pouvoir mieux réussir qu'en
abritant ma thèse derrière le souvenir de ce maître vénéré.

Pour faire ressortir ces analogies je passe à la description de
l'état intellectuel, moral et physique des crétins. J'en invente au-
cun des traits du tableau qui suit; ils sont pris aux auteurs qui,
sans parti préconçu à propos des idées que j'émets, ont ob-
servé les crétins dans toutes les parties du monde : TAILLE GÉ-
NÉRALEMENT AU-DESSOUS DE LA MOYENNE; MEMBRES GRÊLES, DISPRO-
PORTIONNÉS; GROSSEUR DES EXTRÉMITÉS SPONGIEUSES ; TÊTE DIFFORME;
FACIES TYPIQUE, THORAX ÉTROIT; PEAU SALE, RUGUEUSE, RIDÉE, BLA-
FARDE ET COMME INFILTRÉE; ÉTAT ŒDÉMATEUX SOUS-CUTANÉ; LÈVRES
ÉPAISSES, TOMBANTES, ET LAISSANT DÉCOULER LA SALIVE; YEUX CHAS-
SIEUX; CHEVEUX HÉRISSÉS; ABDOMEN DISTENDU ET TOMBANT; DÉVELOP-
PEMENT ANORMAL DE L'ESTOMAC PAR SUITE DE LA QUANTITÉ ÉNORME
D'ALIMENTS INDIGESTES ABSORBÉS; TUMÉFACTION DES GLANDES VISCÉ-
RALES, MAIS PARTICULIÈREMENT DE LA GLANDE THYROÏDE; MAUVAISE
IMPLANTATION ET CARIE DES DENTS; PARFOIS ABSENCE DE LA SECONDE
DENTITION; VIEILLESSE PRÉCOCE, DÉCRÉPITUDE ANTICIPÉE.

Dans l'ordre des fonctions physiologiques, mêmes analogies
dans l'une et l'autre endémie, avec le cortége des mêmes mala-
dies et infirmités concomitantes : CIRCULATION LENTE, RESPIRATION
EMBARRASSÉE; PRÉDOMINANCE DES FONCTIONS DE LA VIE VÉGÉTATIVE

SUR CELLES DE LA VIE DE RELATION; LYMPHATISME; SALACITÉ TRÈS-GRANDE CHEZ CERTAINS INDIVIDUS : ASTHÉNOGÉNIE CHEZ QUELQUES AUTRES, SELON L'EXPRESSION DE M. LE Dr BAILLARGER, ET CELA PAR SUITE D'UN ARRÊT GÉNÉRAL DE DÉVELOPPEMENT; ÉTAT SCROFULEUX ET RACHITIQUE TELLEMENT PRONONCÉ, QUE DES AUTEURS N'ONT VU DANS LE CRÉTINISME QUE LE RACHITISME EN EXCÈS; HERNIES NOMBREUSES PAR SUITE DE LA FLACCIDITÉ DES CHAIRS; DÉMARCHE INCERTAINE, VACILLANTE; SURDI-MUTITÉ; ABAISSEMENT CONSIDÉRABLE DES FORCES MUSCULAIRES; CONSTATATION DE L'ABATARDISSEMENT DE LA RACE DANS LA DESCENDANCE DES INDIVIDUS QUI ONT ÉTÉ EXPOSÉS A TOUTES LES INFLUENCES PERNICIEUSES DE LA MALARIA PALUDÉENNE AUSSI BIEN QUE DE LA MALARIA DES CONTRÉES GOÎTRIGÈNES. ENFIN, CHEZ LES UNS ET CHEZ LES AUTRES, TERMINAISON DE L'EXISTENCE PAR LES ENTÉRITES CHRONIQUES ET PAR LA CACHEXIE NERVEUSE.

Quant à l'état intellectuel et moral des crétins, même apathie, même indolence, même torpeur, même abaissement du sens moral que chez les habitants des contrées paludéennes, avec cette différence que les différentes variétés d'idiotie et d'imbécillité sont plus caractérisées dans la race crétine, ce qui a permis d'établir des classifications dont le semi-crétin et les crétineux forment les premiers anneaux et le crétin complet le dernier.

Sans doute je ne veux point pousser les analogies au point de faire de ces deux dégénérescences une seule et même variété maladive dans l'espèce. Les médecins qui s'occupent d'anthropologie morbide ne confondront jamais le crétin des Alpes et celui des Pyrénées, avec le descendant dégénéré du fébricitant chronique de la Sologne et du Forez. La race crétine est plus fortement typifiée, si l'on veut bien me passer cette expression. Il existe des individus à face crétineuse, à tête démesurément développée dans les parties latérales, et qui sont parfaitement intelligents. Je mets en fait que les individus au type crétinisé qui seraient transplantés ailleurs, et qui se marieraient entre eux dans de bonnes conditions de propagation et sans être, bien entendu, frappés d'imbécillité, d'idiotie ou de toute autre tare physique ou morale, je mets en fait, dis-je, que ces individus continueraient de former, dans l'espèce humaine, une variété parfaitement caractérisée.

Un mot seulement sur la pathologie comparée, et je passe aux analogies entre les causes des deux endémies qui font le sujet de mon travail.

III. Les médecins qui se sont tant soit peu occupés de pathologie comparée et qui ont parcouru les contrées marécageuses, n'ont pas été sans observer, dit M. le Dr Burdel, au milieu des grandes flaques d'eau bordées de joncs et de bruyères, de malheureux chevaux maigres, les uns dans l'eau à mi-jambe, les autres jusqu'au ventre, plongeant leur grosse tête jusqu'au niveau des yeux, afin de saisir quelques herbes humides, les seules qui aient conservé un peu de verdeur.

Il n'est pas de médecin non plus qui n'ait entendu parler des affections cachectiques particulières aux animaux de la race ovine, dans certaines contrées insalubres. S'il est vrai de dire avec M. le professeur Michel Lévy, que l'homme s'identifie à la terre qui le porte et le nourrit, la même chose peut se dire des animaux domestiques qui partagent avec l'homme les dangers et les conséquences funestes du séjour dans les mêmes contrées insalubres, dans les mêmes habitations malsaines, et qui sont voués à la même anémie par suite d'une nourriture indigeste et insuffisante.

Voici ce que j'ai pu observer à ce point de vue de pathologie comparée à Rosières-aux-Salines, avec un savant médecin-vétérinaire très-expérimenté, M. Rougieux.

Chez les chevaux, une tête volumineuse, des saillies osseuses très-prononcées, des yeux petits, une sensibilité diminuée ou exagérée de la rétine, accusée par l'ouverture plus ou moins grande de la pupille; des paupières et des lèvres épaisses, avec empâtement des chairs, une poitrine étroite, un ventre tombant, des crins durs et grossiers. J'ai constaté chez ces animaux dégénérés l'absence de vigueur, l'apathie des mouvements, et tous les caractères propres au tempérament lymphatique en excès.

Dans la race canine, nous avons observé des phénomènes pathologiques plus caractérisés encore : tête et cou volumineux, goîtreux, pattes torses et épaisses aux extrémités, mouvements lents et manquant de précision; souvent ils sont nuls. Le jappement de ces animaux dégénérés est remplacé par une sorte de mussitation; leur physionomie a un air d'hébétude. Ils ne s'attachent pas à leur maîtres; les fonctions animales seules conservent de l'activité. Ce sont dans l'espèce, me répétait M. Rougieux, de véritables idiots, de purs crétins. On les détruit d'ordinaire en raison de leur laideur et de leur inutilité.

Je ne m'étendrai pas davantage sur un sujet de pathologie comparée dont M. le Dr Baillarger a déjà eu l'occasion d'entretenir l'Académie de médecine, à propos des chevaux et mulets goîtreux d'Allevare, dans l'Isère.

On objectera sans doute que les contrées à goîtres n'ont aucun rapport topographique avec les pays paludéens et que dans les premières on ne retrouve pas, au moins d'une manière endémique, l'élément fébrile inséparable de la constitution marécageuse du sol. D'ailleurs, ajoute-t-on encore, le goître, cet avant-coureur du crétinisme, ce père du crétinisme, comme l'ont nommé, non sans raison, quelques auteurs, ne se rencontre jamais ou presque jamais dans les contrées où la fièvre est endémique.

Ces objections, si elles étaient fondamentales, détruiraient les analogies que je cherche à établir et ruineraient l'échafaudage des indications hygiéniques et prophylactiques, but principal de mon travail. Il faudrait alors se réfugier de toute nécessité dans la théorie des eaux potables qui, d'après l'opinion universellement admise par le vulgaire et accréditée par beaucoup de savants, est seule capable d'expliquer l'origine du goître et, partant, la pathogénie du crétinisme. Nous aurions alors à choisir, pour asseoir nos convictions étiologiques, entre les eaux provenant de la fonte des neiges, entre celles qui sont chargées de magnésie ou privées d'iode ou d'oxygène ou qui contiennent telle autre substance nuisible que la science ne désespère pas de trouver un jour. Mais avant d'entrer d'une manière plus intime dans l'étude comparée des phénomènes pathologiques tendant à prouver que dans les contrées marécageuses aussi bien que dans le pays à goître, il existe un même principe délétère, agissant à la manière des intoxicants et provenant de la constitution du sol et du soussol, ainsi que des conditions viciées de l'atmosphère, j'ai besoin d'affirmer, que je professe le plus profond respect pour les recherches de MM. Grange, Chatin, Boussingault et d'autres savants qui ont étayé de leur autorité la théorie des eaux potables.

Il n'est pas de médecin s'occupant d'hygiène qui n'attachera une grande importance à la qualité des eaux qui servent à l'économie humaine, et tout le monde acceptera, à la suite de M. Chatin, l'incontestable bénéfice des eaux iodurées dans le traitement du goître. Mais qu'il me soit permis de dire d'avance et de prouver ensuite par l'étude comparée des phénomènes pathologiques, aussi bien que des phénomènes pathogéniques, que la théorie des eaux potables ne suffit pas pour expliquer la genèse du goître et du crétinisme, et que ce n'est pas en substituant d'une manière exclusive et sans recourir à d'autres moyens hygiéniques, des eaux de bonne qualité à des eaux réputées malsaines que l'on détruira d'une façon radicale les causes morbides qui sévissent dans les pays à endémiate goîtreuse, aussi bien que dans les régions paludéennes.

IV. Le goître et le crétinisme se retrouvent dans tous les pays du monde, sous toutes les latitudes, à toutes les hauteurs où l'homme peut fixer son habitation, sous les climats les plus variés et les plus différents (Grange); mais, d'un autre côté, il faut bien avouer que ces deux infirmités que je désignerai désormais sous le nom d'*endémie goîtro-crétineuse*, ont leurs lieux de prédilection; c'est là ce que l'on ne saurait nier.

L'affection existe dans les plaines ouvertes, aussi bien que dans les gorges étroites des montagnes; mais elle se développe de préférence dans les vallées profondes, humides, où l'air démesurément échauffé par le soleil ne circule pas, et ne se renouvelle pas facilement, et là encore où des arbres à végétation luxuriante projettent sur les habitations humaines cette ombre malfaisante que les anciens Romains évitaient avec tant de soin dans leurs splendides villas. On la rencontre sur le versant d'une montagne exposé au midi plutôt que sur celui exposé au nord, dans telle constitution du sol plutôt que dans telle autre (terrains magnésiens, terrains à chaux sulfatée).

Elle affectionne les terrains alluvionnaires qui limitent les cours de certains fleuves, et son développement semble être favorisé par la richesse de la végétation. Les torrents et les cours d'eau qui se précipitent des Alpes, des Pyrénées et d'autres montagnes, semblent, selon l'expression de M⁛ Billiet, le savant archevêque de Chambéry, qui s'est tant occupé de cette question, entraîner avec eux le principe goîtrigène, et le semer dans des terrains favorables à son développement.

Lorsqu'une localité est infestée par le goître, c'est dans les endroits les plus humides et les plus malsains de la localité, là où végète la population la plus misérable, celle qui ne peut lutter, grâce à un bon régime alimentaire, contre l'insalubrité du sol et de l'intérieur des habitations, que le mal exerce ses principaux ravages. La même remarque s'applique aux habitants des contrées paludéennes. Ce sont les ouvriers et les campagnards, exposés par la nature de leurs travaux aux funestes émanations du sol, qui sont le plus généralement atteints.

De part et d'autre, l'endémie goîtro-crétineuse et l'endémie paludéenne peuvent être appelées le *mal de la misère*, quoiqu'il soit vrai de dire que dans ces contrées, si différentes en apparence au point de vue topographique, si rapprochées néanmoins au point de vue d'un principe délétère émanant du sol ou du sous-sol, et modifiant les conditions normales de l'air respirable, les riches et les personnes aisées ne sont pas toujours préservés. J'ai vu l'endémie goîtro-crétineuse régner dans des familles qui, grâce à la fortune, pouvaient le mieux lutter contre le mal, en raison du régime alimentaire qu'elles étaient libres d'adopter, et alors qu'elles ne faisaient usage que de vin, de cidre, ou de toute autre boisson fermentée, à l'exclusion des eaux accusées de produire le goître. De même la fièvre endémique ne laissera pas d'atteindre au milieu de leurs habitations, et malgré tous les moyens préservatifs qu'elles pourront employer, les personnes aisées de la Sologne et d'autres pays marécageux.

Lorsqu'un torrent coule dans une vallée des Alpes, par exemple, c'est dans la partie exposée aux inondations, en raison de la position déclive des terrains, que l'on rencontrera le goître et le crétinisme. Les coteaux opposés formés par le calcaire, et préservés des inondations ainsi que des brouillards permanents, seront couverts de villages habités par une population vigoureuse généralement mieux logée et mieux nourrie.

, La vallée de l'Isère nous en offre un exemple frappant sur lequel on ne saurait trop insister.

A droite, on rencontre des terrains calcaires fertiles, inondés de soleil, vivifiés par un air pur, et habités par une population saine et vigoureuse.

A gauche, existent des marais qui n'ont jamais été desséchés. Là où cessent les marais, commencent les noyers et autres arbres fruitiers qui prospèrent dans ces terrains alluvionnaires. C'est sous ces arbres, dit la Commission sarde, nommée en 1842 par le roi de Piémont pour rechercher les causes du goître et du crétinisme, et dont je cite les paroles textuelles, « c'est sous ces arbres que sont littéralement ensevelies les habitations. L'air y est constamment humide, imprégné de miasmes et jamais renouvelé par les vents. La lumière solaire est rare dans l'été, nulle en hiver. Ceux qui échappent au crétinisme sont sujets à la scrofule, et presque tous aux fièvres intermittentes. »

Cette constitution marécageuse du sol dans les pays à goîtres est loin d'être un fait unique, et ne se trouve pas exceptionnellement dans la vallée de l'Isère. Je l'ai rencontrée dans la Meurthe, à Rosières-aux-Salines, à Dieuze, à Marsal, à Moyenvic, qui se trouvent dans une contrée éminemment favorable au développement simultané des fièvres palustres, et de l'endémie goîtreuse. Je l'ai constatée récemment à Thiescourt, dans l'Oise, et dans d'autres localités de ce département, où le goître endémique se rencontre dans des proportions énormes, sans préjudice de la fièvre et des affections scrofuleuses, comme me l'a affirmé un praticien très-recommandable et très-instruit de Noyon, M. le Dr Colson. La vallée d'Aoste et les vallées secondaires de Cogne, de Valpeline, de Tournanche, de Brusson, de Gressoney, qui, d'après la Commission sarde, sont de véritables dépôts de crétins, nous offrent les mêmes conditions telluriques et atmosphériques qui rapprochent la constitution de ces pays de celle des contrées paludéennes. « Là, se rencontrent des terrains alluvionnaires d'une fertilité étonnante, ombragés d'arbres au milieu desquels l'air circule à peine. Les torrents qui arrosent ces vallées développent une quantité énorme de brouillards et d'humidité. L'air y est stagnant ; les brouillards épais et permanents, même pendant l'été. Les pluies y sont abondantes, et la neige y tombe en quantité. » Je cite encore les propres paroles de la Commission :

On pourra objecter qu'il est d'autres pays qui, par leur position topographique, sont voués à l'humidité excessive, aux brouillards, la Hollande, les lagunes de Venise, par exemple, et que
l'on n'y rencontre ni goître, ni crétinisme. Mais l'immunité dont
jouissent sous ce rapport la Hollande, Venise et toutes les villes
du littoral de la Méditerranée et de l'Océan, non pas seulement
à propos du goître, mais à propos des fièvres paludéennes gra-
ves, tient aux heureuses influences exercées par les vents de mer
et à d'autres causes qui donnent un précieux appui aux recherches de M. Chatin, et sont bien dignes de fixer l'attention sur la
valeur thérapeutique de l'iode dans le traitement du goître.

On dira également que le goître, voire même le crétinisme,
se trouvent dans les vallées larges, ouvertes à tous les vents,
dans des terrains où l'on ne rencontre pas de cours d'eau qui
développent des brouillards intenses et où l'on ne peut arguer
de l'humidité du sol, des eaux stagnantes et autres inconvénients
propres aux pays marécageux. Je répondrai à cette objection
par un argument qui sera, j'espère, accepté sans conteste, c'est
qu'il ne faut pas s'en tenir à l'examen superficiel du sol, mais
étudier encore les conditions du sous-sol.

En Sologne, par exemple, il y a également de vastes terrains
sablonneux et secs en apparence, où il n'y a pas d'eaux stagnantes. Il y croît de la bruyère et d'autres plantes propres aux
terrains maigres et arides. Mais à une profondeur peu considérable se trouvent des couches d'argile qui retenant les eaux et
les plantes en décomposition, entretiennent ainsi des marécages
souterrains dont les miasmes s'échappent facilement à travers
le sable qui les recouvre et qui est démesurément échauffé
par le soleil.

Dans toutes les contrées à goîtres que j'ai visitées, je ne me
suis pas laissé tromper par cette constitution en apparence favorable du sol superficiel. J'ai toujours trouvé dans les conditions
telluriques du sous-sol l'explication de *la malaria* à laquelle
j'attribue la cause de la cachexie goîtreuse. La presqu'île de
Tourville dans la Seine-Inférieure et bien d'autres localités encore nous en offrent des exemples frappants.

Abordons maintenant la question de la fièvre, qui est, dit-on,

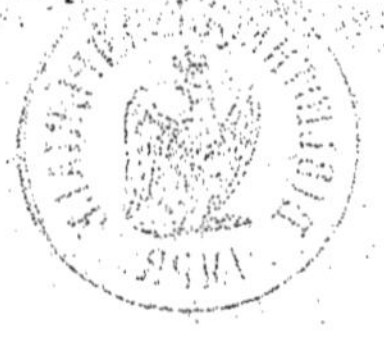

le signe caractérisque de l'intoxication paludéenne, tandis que ce symptôme n'accompagne, dit-on, pas l'évolution du goître.

V. L'accès fébrile est bien loin d'être le signe primitif de l'intoxication paludéenne. Dans les contrées palustres, comme en Sologne, on voit « nombre de personnes demeurer souffrantes et pé- « niblement affectées plusieurs jours avant que les premiers accès « de fièvre ne se développent. Des voyageurs ont pu, après un « court séjour dans les contrées paludéennes, les quitter, n'é- « prouvant qu'un peu de malaise ressemblant à de la fatigue, « puis tout d'un coup ressentir les symptômes funestes, sous « l'influence d'un simple refroidissement. » (Burdel.)

Les individus qui viennent s'établir dans une contrée où le goître est endémique ne sont pas non plus immédiatement atteints de goître. Ils ressentent d'abord un malaise indéfinissable. Les forces s'abaissent ; tout travail devient pénible, l'appétit se perd et finalement la glande thyroïde se tuméfie.

Reviennent-ils dans le pays qu'ils ont quitté, les accidents disparaissent absolument comme chez ceux qui traversent accidentellement un pays où règnent les fièvres endémiques et qui le quittent. Dans l'un et l'autre cas, il n'est d'ordinaire besoin d'employer ni les frictions iodées, ni le sulfate de quinine.

Au dire de tous les observateurs, l'acclimatation dans les pays où règne l'endémie goîtro-crétineuse, est, comme dans les contrées palustres, chose très-difficile pour les individus qui viennent des localités où ces affections n'existent pas.

Les dangers de cette acclimatation sont de telle nature que l'on a vu des personnes venues d'un pays salubre pour s'établir dans un pays à goître, procréer des enfants crétins sans que les parents aient passé par toutes les péripéties de la cachexie goîtreuse qui, en vertu de la loi de *l'hérédité accumulée*, se traduit ordinairement chez les descendants sous forme de la plus hideuse des dégradations de l'espèce humaine *(crétinisme)*.

On devient goîtreux, on naît crétin, ou l'on apporte tout au moins en naissant de grandes dispositions à le devenir : *cretinus nascitur cretinus*, tel est l'adage populaire que la science peut confirmer sans se compromettre. Cela est si vrai que, lorsque les enfants prédisposés ne quittent pas de bonne heure le pays, on les voit bientôt éprouver des changements fâcheux dans leur constitution et marcher à grands pas vers le crétinisme.

M. le Dr Cerise, juge si compétent en cette matière, a cité plusieurs exemples des dangers de l'acclimatation pour les descendants d'individus qui viennent s'établir dans un pays à goître, et j'en ai vu et cité moi-même des cas incontestables.

Mais, chose remarquable, il arrive très-souvent qu'après un premier ou un second enfant crétin, les parents mettent au monde des enfants parfaitement sains. Ne serait-ce pas là le résultat d'un fait d'acclimatation acquise, et ce fait n'est-il pas favorable à la théorie de *la malaria* propre aux pays où l'on observe l'endémie goître-crétineuse?

Autre analogie plus intime et qui n'a pas été citée, que je sache, dans son application à la manifestation du goître. Des individus parfaitement acclimatés dans un pays à fièvres endémiques, changent de milieu et sont pris de malaise avec accès fébriles. On doit leur administrer le sulfate de quinine. La même observation s'applique à la production du goître.

Un individu de la classe aisée vivait depuis cinquante ans à Rosières-aux-Salines, où le goître est endémique; il dut pour des raisons de famille quitter ce séjour et se fixer à Nancy, à 20 kilomètres de Rosières. Après quelques semaines, il est pris de malaise et de frissons. La glande thyroïde se tuméfie, prend bientôt des proportions énormes, et malgré tous les soins que l'on prodigue au malade, il meurt suffoqué par un goître hyperémique.

L'observation des faits, dont je poursuis l'étude depuis plus de vingt ans, m'a amené à cette conviction que, dans les contrées goîtrigènes, comme dans les pays paludéens, ce n'est ni le goître, ni l'hypertrophie de la rate ou du foie qui constituent le mal dont sont atteints les individus. Ces anomalies ne sont que l'expression symptomatique de l'état de souffrance de l'organisme.

Le mal est plus intime, plus profond. Il s'attaque primitivement à la constitution des individus, qui subit, dans l'un et l'autre cas, les conséquences d'un air atmosphérique vicié par les miasmes de mauvaise nature qui s'exhalent du sol, ou d'un air modifié, comme le veut une théorie plus moderne, dans sa constitution électro-chimique.

Mais, quoi qu'il en soit, les faits pathologiques relatifs à l'endémie goître-crétineuse aussi bien qu'à l'endémie paludéenne se passent là, dans un milieu déterminé et non pas ailleurs; dans telle constitution spéciale du sol et non pas dans telle autre. L'expansion du mal a ses limites géographiques. Une rivière, un simple torrent séparent quelquefois une rive infectée d'une autre qui ne l'est pas. Il existe des épidémies de fièvres, comme des épidémies de goître et cela dans telle saison plutôt que dans telle autre.

Un bataillon avait été envoyé de Nancy pour tenir garnison à Bitche. Il éprouva bientôt les inconvénients d'un changement de milieu dans une saison de l'année où les transitions du chaud au froid sont fréquentes. On était au mois de septembre de l'année 1822, où régna une grande chaleur. Le fort dans lequel les soldats devaient tenir garnison se trouvait dans un pays froid, humide et couvert de forêts. L'influence des brouillards d'automne fut fatale aux soldats et aux officiers; ils furent tous affectés dans leur santé générale, avec tuméfaction anormale de la glande thyroïde.

L'épidémie atteignit bientôt une telle gravité qu'il fallut renvoyer le bataillon à Nancy. Pareille affection épidémique s'est déclarée dans la garnison de Clermont, en Auvergne, il y a quelques années, et dans d'autres milieux, tels que les prisons.

Il est difficile d'admettre que, dans ces cas divers, l'influence de l'eau potable, si mauvaise que l'on puisse la supposer, ait immédiatement déterminé la manifestation épidémique du goître.

Les médecins qui exercent dans les contrées paludéennes se sont aussi posé la question de savoir si les eaux saumâtres et plus ou moins impures que les fébricitents boivent en quantité, peuvent déterminer la fièvre.

L'eau marécageuse peut-elle produire la fièvre intermittente, se demande M. le docteur Burdel, en d'autres termes, peut-elle dissoudre le miasme ou le tenir en suspension?

Telle est la question qu'il se pose et voici comme il répond :
« Nous croyons pouvoir affirmer que, si insalubre qu'elle soit, l'eau marécageuse n'est pas capable de produire la fièvre paludéenne, si l'homme qui en fait usage n'est pas préablement sous l'influence de l'effluve marécageuse. »

Nous dirons pareillement que l'eau provenant de la fonte des neiges, que l'eau chargée de magnésie, de sulfate ou de carbonate de chaux, que l'eau privée d'iode ou d'oxygène n'est pas capable de produire le goître, si l'individu qui en fait usage n'est pas préalablement sous l'influence de cette espèce de *malaria* qui s'attaque à l'ensemble de sa constitution, et qui détermine ces phénomènes pathologiques dont l'engorgement de la glande thyroïde n'est, encore une fois, que l'expression symptomatique. Ces eaux ne sont pas plus goîtrigènes que celles dans lesquelles les jeunes Savoisiens, à ce que m'écrivait il y a quelque temps le savant archevêque de Chambéry, font macérer des feuilles du *falix alba* et qu'ils boivent une année avant la conscription pour se donner le goître.

Des craintes exagérées se sont produites à Paris lorsque l'on y a amené l'eau de la Dhuis qui traverse, dit-on, des contrées où existe l'endémie goîtreuse. Nous ne pensons pas que le goître ait jamais été observé à Paris d'une manière endémique (on peut y rencontrer des cas sporadiques comme partout), et cela quoi qu'on ait pu dire de l'insalubrité des eaux de la Seine et de celles d'Arcueil, ainsi que des inconvénients des puits de Montmartre, bâti, comme on sait, sur un terrain gypseux.

Mais encore une fois, je ne voudrais pas être accusé de faire bon marché de la qualité des eaux qui entrent dans l'économie humaine; je veux seulement arriver à cette conclusion que toutes les expériences que l'on a pu faire pour produire le goître artificiellement chez les animaux, en dehors des conditions telluriques et atmosphériques propres à certains pays, n'ont abouti et ne pouvaient aboutir à aucun résultat concluant.

Je pourrais poursuivre ces analogies bien plus loin encore, mais je craindrais de donner à cette communication une extension démesurée.

Je désire seulement en finissant appeler l'attention sur quelques phénomènes observés chez les enfants des contrées paludéennes et des pays où l'on observe le goître, et constater que tous les moyens hygiéniques et prophylactiques employés heureusement dans ces premières régions ont également été appliqués avec bonheur aux secondes.

En Sologne, on voit fréquemment des femmes au teint hâve,

à la constitution ruinée par la fièvre, allaiter des enfants qui ont toutes les apparences de la santé. Ce n'est que plus tard, aux différentes périodes critiques amenées par la croissance, l'évolution dentaire, le travail de la puberté que les enfants subissent l'influence de la *malaria* et qu'ils commencent à être atteints dans leurs fonctions physiques aussi bien que dans leurs fonctions intellectuelles (Burdel, ouv. cit.).

Dans le pays où le crétinisme est endémique, il n'est pas rare de rencontrer aussi des enfants dont la brillante santé éloigne également l'idée d'une dégénérescence ultérieure. C'est pareillement vers les époques critiques précisées que le mal paraît les envahir. On les voit alors s'affaisser sur eux-mêmes, leur teint devient hâve, les lèvres s'épaississent, la salive en découle, l'intelligence devient torpide; ils désapprennent ce qu'ils savaient et marchent rapidement vers leur décadence complète.

Dans l'un et l'autre cas, lorsque l'on s'y prend à temps, une transplantation subite dans une région meilleure peut arrêter les progrès du mal et régénérer les enfants.

Les habitants riches du Valais et d'autres parties de la Suisse ont depuis longtemps l'habitude de transporter leurs enfants sur les hautes montagnes. C'est à cette méthode curative, en même temps que prophylactique, que les frères Odet, médecins distingués du Valais, nous racontent avoir dû d'être préservés du crétinisme qui les minait sourdement vers l'âge de sept à huit ans. L'air pur et vivifiant des montagnes remplace avec avantage toute autre médication. On peut lui appliquer ce qu'Hippocrate disait des médicaments toniques et réconfortants dans les accès de fièvre : *faciunt ut corpus in loco sit*. L'air des montagnes opère le même prodige; il soustrait l'organisme aux influences délétères : *facit ut corpus in loco sit*.

Enfin partout où, de part et d'autre, on a assaini les terrains, drainé ou modifié les habitations, amélioré le régime général, partout où la civilisation a pénétré avec les améliorations de l'ordre intellectuel, physique et moral qui signalent son passage on a vu disparaître l'endémie paludéenne, aussi bien que l'endémie goître-crétineuse. C'est là ce qui fait dire avec beaucoup de justesse à M. le professeur Michel Lévy, « qu'il vaut mieux assainir un pays que d'élever un système pénible de prophylaxie et que le dessèchement des marais est peut-être le plus grand bienfait qu'attend l'humanité.

Dans plusieurs localités où ces améliorations se sont opérées, comme à la Robertsau, près de Strasbourg, sous l'heureuse initiative du Dr François et dans d'autres lieux que je pourrais citer, on boit encore les mêmes eaux que l'on buvait à l'époque où sévissait l'endémie goître-crétineuse qui aujourd'hui existe tout au plus à l'état sporadique.

CONCLUSIONS.

Les dégénérescences de l'ordre intellectuel, physique et moral que l'on rencontre chez les habitants des pays paludéens et des contrées goîtrigènes ont d'assez frappantes analogies pour que l'on puisse les regarder, dans l'un et l'autre cas, comme le résultat d'une *malaria* qui altère la constitution des individus, et les prédispose à donner le jour à des êtres dégénérés.

Cette *malaria* doit être attribuée à la constitution spéciale du sol et du sous-sol, ainsi qu'à la viciation de l'atmosphère, qui en est la conséquence.

Si ces deux dégénérescences ont des caractères distinctifs qui ne permettent pas d'en faire une seule et même variété morbide, elles ont néanmoins, sous le rapport de leur formation ainsi qu'au point de vue des phénomènes pathologiques observés chez les individus victimes de ces deux endémies, assez de points de contact pour qu'il soit possible, dans l'un et l'autre cas, de fonder le traitement, l'hygiène et la prophylaxie sur une base qui satisfasse également la raison et la science.

L'iode, dans le traitement du goître et de la cachexie goîtreuse, le quinquina, dans le traitement de la cachexie paludéenne, paraissent agir à la manière des médicaments dits toniques névrosthéniques qui, d'après MM. Trousseau et Pidoux, ont pour mission de donner une grande résistance aux forces vitales et d'y imprimer des *synergies*.

Les conséquences de la *malaria paludéenne* et de la *malaria* des contrées à goîtres sont en effet de telle nature, que l'abaissement excessif des forces vitales, qui apparaît de prime abord chez les individus atteints, ne leur permet pas toujours d'opposer une réaction énergique aux influences telluriques et atmosphériques au milieu desquelles ils vivent. Rarement leur est-il possible de consommer leur existence jusqu'à son terme, à travers toutes les causes de destruction auxquelles ils sont exposés, et de donner le jour à des enfants sains et vigoureux.

Mais si l'iode et le quinquina sont d'excellents médicaments pour aider les malades à réagir contre les causes de destruction qui les atteignent, ils seraient insuffisants pour régénérer les habitants des pays contaminés, si l'on ne procédait pas, grâce au concours énergique du gouvernement, à l'assainissement de ces mêmes pays.

Si la théorie des eaux potables, prétendues nuisibles, ne me paraît pas assez fondée pour expliquer la production du goître et du crétinisme, il est cependant incontestable que le choix des eaux pluviales et des eaux iodurées devra entrer de préférence dans l'hygiène des habitants des contrées où existent les goîtres endémiques.

Toutefois on n'arrivera à aucun résultat radical, si les prescriptions d'une bonne hygiène physique et morale, formulées par les médecins et patronées par une administration vigilante et ferme, ne viennent, dans les régions palustres aussi bien que dans les pays à goîtres, s'imposer à des populations généralement dépourvues d'initiative, d'énergie, ainsi que de ressources pécuniaires.

Le goître et l'hypertrophie de la rate ne sont en effet que les expressions symptomatiques d'un mal plus profond que l'on retrouve sous forme d'infirmités diverses et, finalement, de crétinisme dans la descendance des individus primitivement atteints, et qui exigent d'autres remèdes que l'emploi de l'iode et du quinquina.

En présence des excellents effets obtenus par le changement de climat, en présence aussi de l'opposition faite aux prescriptions médicales par les parents des enfants goîtreux, qui espèrent ainsi les faire échapper à la conscription, on pourrait proposer aux conseils de révision de ne plus classer les goîtres parmi les cas d'exemption du service militaire.

Cette infirmité, symptôme de l'endémie qui règne dans plus de cinquante-deux de nos départements, est surtout guérissable, par le changement de climat et de nourriture, sans compter l'emploi des sels iodurés et surtout du deuto-iodure de mercure en frictions.

La même chose s'observe pour la cachexie paludéenne, pour la cachexie pellagreuse, et pour toutes les endémies qui doivent leur origine à la mauvaise constitution du sol, aux conditions viciées de l'atmosphère, ainsi qu'à l'hygiène alimentaire propre à certaines contrées.

Telles sont les conclusions d'un travail dont on voudra bien excuser la longueur, en considéraion de l'intérêt qui s'y rattache pour nos populations affligées.

FIN

A. PARENT, imprimeur de la Faculté de Médecine, rue M'-le-Prince, 31.